AF240413

Lettres à l'occasion
DU MAGNÉTISME ET DU SOMNAMBULISME,

A MESSIEURS
ARAGO, BROUSSAIS, BOUILLAUD, DONNÉ, BAZILLE, ETC.,

PAR LE DOCTEUR **FRAPART**.

(*Suite.*)

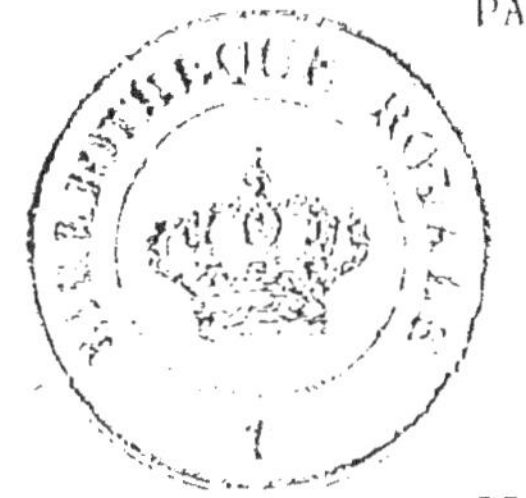

> A celui qu'on écrase, il est permis de se
> relever de toute sa hauteur......; ce n'est
> point de l'orgueil, c'est de la dignité.

A Monsieur BAZILLE, *à Courquetaine.*

Paris, 10 février 1842.

Mon bon ami,

Je vous envoie la *Gazette de santé* d'aujourd'hui pour que vous voyiez de vos yeux jusqu'à quel point on s'y déchaîne contre moi. Quand vous l'aurez lue, je vous laisse à démêler toutes les inspirations qui, en cet instant, me subjuguent.

Ainsi me voilà forcé dans mes derniers retranchements ! il faut que je parle, il faut que je publie ma première correspondance avec M. Gerdy, il faut que je raconte ma scène du 10 septembre 1840 avec M. Gaultier, il faut que je repousse les qualifications de *Badaud* et de *Compère*, il faut enfin que je fasse sauter la mine qu'ils ont eux-mêmes chargée ;.... gare dessus !

Et pourtant, — puisque vous y tenez et que je vous en avais presque fait la promesse, — j'aurais avec plaisir oublié M. Gerdy, aussi bien que M. Gaultier ; mais on me réveille, on me pique, on me blesse, on m'insulte, on m'oblige à remettre le nez dans mes lettres, — c'est le chacal auquel on donne à goûter du sang ! — Eh bien ! le sort en est jeté, mes lettres paraîtront,.... à moins cependant que M. Gerdy ne m'écrive bientôt qu'il est étranger à l'article qui me provoque.

Provisoirement, voici ma réponse au Rédacteur de la Gazette.

A Monsieur le docteur QUESNEVILLE, *rédacteur de la* Gazette de Santé.

Paris, 10 février 1842.

Monsieur le rédacteur,

Dans votre journal de ce matin, voici en quels termes vous vous exprimez sur mon compte :

« M. Frapart qui n'a jamais osé répondre à M. Gerdy, et qui s'est par
» lui laissé appeler badaud et compère à l'Académie, etc. »

Puis, quelques lignes plus loin, vous ajoutez :

« Voyons, parlez donc, M. Frapart ; voilà trois grands mois que vou
» vous tenez coi : êtes-vous guéri, ou êtes-vous toujours malade ? L

1842

» douche a-t-elle suffi, ou vous en faut-il une seconde? Mais répondez au
» moins! L'homme auquel Dieu a rendu sa raison ne doit pas rougir d'un
» tel bienfait; et si vous êtes toujours fou, d'où vient donc que vous n'é-
» crivez plus? »

D'abord, monsieur, permettez-moi de reconnaître qu'en fait d'*atticisme*,
vous méritez le premier prix; et, puisque vous exigez une réponse, souf-
frez la mienne.

J'extrais de votre article quelques propositions qu'il m'importe d'éclair-
cir, ou de réfuter.

PREMIÈRE PROPOSITION : *M Frapart n'a jamais osé répondre à
M. Gerdy.*

J'ai eu l'honneur d'écrire pour la première fois à M. Gerdy le 17 août
1840, au sujet de *Calixte*; et le 11 septembre, après deux séances d'ex-
périmentations infructueuses, je n'avais plus rien à démêler avec M. Gerdy.
Le 12, — notre correspondance mise en ordre, — je l'ai proposée à plusieurs journalistes médicaux; mais tous l'ont refusée en alléguant son
étendue. Aujourd'hui, monsieur, et pour la seconde fois! vous accusez mon
silence: je le romps en vous adressant mes lettres de l'époque, sans croire
qu'il me soit indispensable d'en appeler à votre impartialité pour leur plus
prochaine insertion. Quant à celles que M. Gerdy et moi nous nous sommes
écrites plus tard à l'occasion de *Prudence*, toutes ont été publiées : les
premières, en avril 1841; et les dernières, dans la *Gazette de Santé* du
mois de juillet suivant.

DEUXIÈME PROPOSITION : M. *Frapart, en pleine Académie, s'est laissé
appeler badaud et compère par M. Gerdy.*

Ah! monsieur, vous réveillez dans mon âme un souvenir bien amer et à
peine assoupi. Je me rappelle ce flux de paroles, c'était le 15 juin 1841,
rue de Poitiers; j'y étais, nous étions 300; il me semble qu'il a duré deux
heures, ce flux. Oui, deux heures de sarcasmes d'un côté, deux heures de
résignation de l'autre; voilà ce qu'on a vu, et j'étais le patient. O honte!
Mais que vouliez-vous que je fisse? La majesté conventionnelle de l'au-
guste aréopage me tenait enchaîné sur un banc, tandis que du haut de
l'inviolable tribune, M. Gerdy me frappait. O magnanimité!

Du reste, badaud ou compère, à quel médecin M. Gerdy n'applique-t-il
pas ces épithètes, ou leurs analogues? *Badaud!* mais comment puis-je
être autre chose pour M. le professeur? Auprès d'un aigle tout est moi-
neau. Et *Compère* donc! A la vérité, ceci est un peu malhonnête; néanmoins je courberai la nuque, car définitivement,— en bien me tâtant, — je
ne suis pas un dragon de vertu... comme M. Gerdy. Nous connaissons tous
son ardent puritanisme, sa sainte haine des vendeurs et des vendus, son
atrabilaire intolérance; et tout en blâmant cette intolérance, nous la res-
pectons.... parce qu'elle est d'un homme impeccable qui sans doute prêche
d'exemple, et non d'un hypocrite qui veut faire sourdement son chemin,
ou d'un jaloux qui ne veut pas que les autres le fassent. Non, M. Gerdy
n'est point de ces gens qui se feraient Turcs à Constantinople et jésuites à
Rome... si les jésuites en voulaient! ni de ceux qui portaient hier un gre-
lot et se couvrent aujourd'hui de cendres ; M. Gerdy est toujours M. Gerdy, toujours le *vir probus*, toujours le *vir impavidus*. Aussi avons-nous
lu avec douleur un article (1) dans lequel,—en désignant cet académicien,
— M. Velpeau a l'audace (c'est le mot propre!) de dire en toutes lettres :

« Il parle sans cesse de franchise, de loyauté, et il glisse furtivement ses
« diatribes sous le voile de l'anonyme! A qui prétend-il donc en imposer
» par des subterfuges aussi grossiers? ne dirait-on pas, en vérité, une fille

---

(1) *Annales de Chirurgie*, juin 1844, p. 220.

» de joie qui, pour se venger du dédain des hommes et donner le change
» sur ses déréglemens, revêt le costume d'une religieuse, et vient ensuite
. attaquer sous ce masque la conduite et les mœurs des autres femmes!! »

TROISIÈME PROPOSITION : M. *Frapart est-il toujours fou ?*

Jamais je ne me suis vanté d'être un sage, ni même sage! et quant à savoir si je suis fou, adressez à mes lecteurs cette question ; elle n'est point de ma compétence. — La raison mesure tout et ne se mesure pas *;* elle est comme l'œil qui voit tout et ne se voit pas, comme le génie qui devine tout et ne se devine pas.

QUATRIÈME ET DERNIÈRE PROPOSITION : *Les écrits de* M. *Frapart sont d'un fou !*

C'est votre avis, monsieur, et il vous fait probablement beaucoup d'honneur... auprès de quelques sots ; gardez-le donc. Toutefois, des fous de mon espèce, depuis longtemps ma mère n'en pond plus, et je *crè* que la vôtre n'en a jamais pondu. — A celui qu'on écrase, il est permis de se relever de toute sa hauteur... ; ce n'est point de l'orgueil, c'est de la dignité.

J'ai l'honneur, etc.

FRAPART, D. M. P.

A présent, mon cher Bazille, que j'ai griffonné le plus *honestement* possible ma colère, je me retourne et passe sous une autre influence.

Voyons, mon ami, êtes-vous content de moi, et vous semble-t-il que je sache garder mon sang-froid au milieu de la tempête ? — Mais Baste ! je gage que M. le professeur Gerdy va de nouveau soutenir en pleine académie que je suis un fou de le prendre pour un aigle de science et un dragon de vertu. Alors, mon Dieu ! comment donc faire pour le satisfaire ? c'est à s'en arracher les cheveux !

F.

Extrait de la Correspondance inédite du docteur FRAPART.

Généralement en ce monde il y a cent
bêtes pour un homme d'esprit, et cent
hommes d'esprit pour un homme de cœur ;
aussi est-on tenté de tirer l'échelle chaque
fois qu'on trouve sous la main un homme
de cœur et d'esprit tout à la fois.

Paris, 17 août 1840.

Mon cher Bazille ,

Vous connaissez mon but et les moyens que j'emploie pour l'atteindre ? mon but, c'est la propagation du magnétisme , ou plutôt *et seulement* ! son emploi direct en médecine ; mes moyens, ce sont les faits, c'est la guerre. Déjà mon étoile m'a envoyé de nobles antagonistes ; mais aujourd'hui je chôme, et chômerais sans doute encore longtemps, si je n'en faisais surgir de nouveaux. A cette fin, je sors d'écrire à l'un de nos savans qu'on estime homme de lutte fort capable *,* dit-on , de défendre pied-à-pied ce qu'il croit vrai, et d'attaquer sans ménagement ce qu'il croit faux. C'est du professeur Gerdy que je parle. Lisez la missive que je lui adresse.

« Paris , 17 août 1840.

» Monsieur,

» Vous le savez : généralement en ce monde il y a cent bêtes pour un
» homme d'esprit, et cent hommes d'esprit pour un homme de cœur ; aussi
» est-on tenté de tirer l'échelle chaque fois qu'on trouve sous sa main un
» homme de cœur et d'esprit tout à la fois. Or, monsieur, je suis en quête

» des hommes de ce dernier calibre, et d'aucuns m'assurent qu'en vous
» j'en rencontrerai un! parce que, disent-ils, vous avez en partage force,
» talent, éloquence et franchise ; donc, je m'adresse à vous, bien con-
» vaincu, s'ils ne se trompent, que vous consentirez à voir, puis à certi-
» fier ce que vous aurez vu, tout ce que vous aurez vu, rien que ce que
» vous aurez vu, je veux dire un ou plusieurs phénomènes magnétiques
» fort curieux. Voilà, monsieur, ce que j'attends de la noblesse de votre
» caractère.

» Vous trouverez ci-incluse, — dans un extrait de la Gazette des hôpitaux,
» — la relation de trois faits que j'ai récemment observés : veuillez en
» prendre connaissance, et si au point de vue physiologique le premier
» vous semble digne d'intérêt, je vous le montrerai tel que je l'ai décrit,
» quand vous voudrez, où vous voudrez, devant qui vous voudrez. Peut-
» être serai-je assez heureux pour vous montrer aussi le second et un ana-
» logue du troisième ? Mais le premier ne manquant jamais, je ne m'en-
» gage que pour le premier. En outre, comme depuis une vingtaine de
» jours le somnambule, sujet des trois observations rapportées, lit à tra-
« vers un bandeau, dans le premier ouvrage venu, *écrit en caractères*
» *cicéro*, je ne doute pas qu'il ne puisse répéter devant vous cette expé-
» rience presqu'aussi facilement que celle des cartes.

» Au surplus, toutes les concessions que j'offrais à M. Bally, je vous les
» offre également, c'est justice ! ma correspondance avec cet honorable
» académicien vous les fera connaître.

» En réponse à la présente, j'attends de vous, monsieur, un *oui* nette-
» ment exprimé, ou un *non* bien positif. — Nager entre deux eaux ne con-
» vient qu'à la faiblesse ou à la peur.

» Recevez, etc.   » FRAPART, D. M. P. »

Comment M. Gerdy va-t-il prendre mon épitre ? je ne sais. Suivant les
on dit de l'école, il est doué d'un cœur droit, mais d'un esprit fougueux
qui se lance à toute volée en toute voie sans regarder où il va,.... pourvu
que sa vanité y trouve son compte. Je le souhaite ! ce serait un des hommes que je cherche. Néanmoins, n'ayant point encore eu l'occasion de l'ap-
précier, je pense que s'il est peureux, il plongera...... comme ont plongé
tant d'autres ! que s'il est irascible, il s'horripilera ; que s'il est suffisant, il
se rengorgera ; et que s'il est juste ou prudent, il acceptera. Pour moi, bien
que je flatte les mobiles les plus riches de son âme, j'en réveille également
un des moins nobles. Si au lieu de couvrir M. Arago de cajoleries nauséa-
bondes je ne lui en eusse d'abord offert que de conditionnelles, il se fût
certes retourné, au moins pour me dire : *Laissez-moi tranquille !* et le
débat eût été ouvert. Mais ne nous plaignons point : à notre gré M. Arago
ne pouvait mieux se conduire. — Nos succès dépendent en général plus de
l'inhabileté de nos ennemis, que notre habileté. — Vive M. Arago !

Tout à vous,   F.

Le magnétisme est un fait sérieux qu'il faut
livrer à notre science, sous peine de lèse-
humanité. Quant à ses partisans, quels qu'ils
soient, ils ne sont rien dans la question......,
parce que les hommes passent avec l'erreur,
le mensonge et la passion, et qu'au fond des
choses, c'est la vérité seule qui reste.

Paris, 22 août 1840.

Mon cher Bazille,

M. Gerdy m'a envoyé de sa prose ; il l'a pétrie de bile cystique, et, —
s'il était soldat, — il y aurait mis du sang. Fort bien ! monsieur Gerdy, c'est

comme cela que j'aime que l'on déteste. Nonobstant ma prédilection, je ne vous croyais pas si méchant, et vous croyais plus logique.

La voici, cette prose ! et sans un iota de moins. Ce serait donner à mes adversaires droit de mépris sur moi, si, — alors que je les cite, — je retranchais un seul mot de ce qu'ils m'écrivent.

Au reste, datée du 19, la lettre de M. Gerdy ne m'arrive que le 22 avec le timbre du 21.

« Paris, 19 août 1840.

» Monsieur,

» J'ai reçu l'injonction tout à la fois inconvenante et complimenteuse » que vous m'avez adressée le 17 août dernier. Le ton que vous y avez pris » sert et servira d'excuse et de justification à la franchise et au ton de ma » réponse.

» *D'aucuns*, suivant votre lettre, *vous ont dit qu'en moi vous rencon-* » *treriez l'homme d'esprit et de cœur que vous cherchez, parce que,* » *disent-ils, j'ai en partage force, talent, éloquence et franchise.* Ceux- » là me font trop d'honneur ; mais vous, monsieur, vous ne m'en faites » pas assez en ajoutant que, *s'ils ne se trompent pas, je consentirai à voir* » vos expériences magnétiques, et à certifier ce que j'aurai vu ; car c'est » me dire que si je ne condescends pas à vos désirs, je ne serai ni un hom- » me d'esprit, ni un homme de cœur ; c'est m'offrir conditionnellement » de grosses flatteries et croire qu'un appât aussi grossier suffit à mon » avidité ou à ma simplicité ; c'est encore douter, ce qui est fort raison- » nable, de la vérité des complimens que vous me transmettez et me jeter » sans façon vos doutes à la face. Or, monsieur, ce dernier trait n'est ni » poli, ni adroit de la part d'un homme qui vient demander à un autre » homme qu'il ne connaît pas et dont il n'est pas connu, une sorte de ser- » vice personnel dont il a, ou croit avoir besoin. *Voilà, me dites-vous* » *ensuite, ce que j'attends de la noblesse de votre caractère.* Beau ca- » ractère, ma foi ! que celui qui se laisserait prendre à de pareils piéges. » Vous m'avez offert d'abord des complimens si je voulais vous donner un » certificat, maintenant vous me donnez de la noblesse, mais vous atten- » dez mon certificat, c'est-à-dire que vous me proposez toujours un » échange. Je sais bien ce que vous pourriez faire de mon certificat, mais » je ne vois pas ce que je pourrais faire de vos complimens et de la no- » blesse que vous m'offrez en retour.

» Viennent, après, les expériences auxquelles vous désirez me voir » assister, et vous ajoutez : *Au surplus, toutes les concessions que j'of-* » *frais à M. Bally* (que vous avez vainement appelé chez vous), *je vous* » *les offre également ; c'est justice !.....* Des concessions !... mais les- » quelles pourriez-vous me faire, à moi qui ne vous ai jamais rien de- » mandé, qui n'ai même jamais eu la moindre relation avec vous ?

» Enfin, vous terminez votre lettre par une injonction si impérieuse » qu'elle est vraiment bouffonne. Jugez plutôt. *En réponse à la présente,* » *j'attends de vous, monsieur, un* OUI *nettement exprimé ou un* NON *bien* » *positif. Nager entre deux eaux ne convient qu'à la faiblesse ou à la* » *peur.* Vous pouvez attendre, monsieur, tant qu'il vous plaira et vous » n'aurez de réponse que si cela me convient, et comme il me conviendra » de vous la donner. D'ailleurs, vous saurez que lorsque je pense devoir » répondre OUI, je dis OUI, et dans le cas contraire NON, sans avoir besoin » de leçon pour m'apprendre mon devoir, et surtout sans crainte et sans » peur.

» D'ailleurs, dans le cas particulier où vous voulez me placer, de quoi » pourrais-je avoir peur ?... du magnétisme,... des magnétiseurs ? jusqu'à » présent je n'ai guère fait qu'en rire. Mais serait-ce de vous, Monsieur ?...

» je vous l'avouerai franchement , votre lettre, votre correspondance avec
» M. Bally que vous m'avez envoyée m'ont inspiré de tous autres sentimens
» que celui de la crainte.

» Cependant en réfléchissant à cette correspondance; en réfléchissant
» aux insultes que vous y prodiguez à M. Bally qu'elles ne sauraient attein-
» dre, parce que sa vie est cuirassée de belles et nobles actions; en réflé-
» chissant à la prétention que vous y affichez incessamment de l'avoir ef-
» frayé, je crois, Monsieur, que vous n'avez été si impérieux dans vos
» injonctions vis à vis de moi, que pour m'intimider et me faire peur. Vous
» pouvez voir jusqu'à quel point vous y avez réussi, et juger si vous avez
» fait preuve d'adresse dans le mélange d'impolitesses, de flatteries et
» d'injonctions impératives que vous m'avez adressé.

» Après tant d'inconvenances, je ne devrais peut-être pas accepter vo-
» tre invitation ; je l'accepte néanmoins. Je veux bien voir ce que vous
» avez à me montrer, mais à condition que je pourrai amener quelques
» amis à votre séance. Vous pourrez y réunir ce que vous avez de plus dis-
» tingué en connaissances ou en amis; qu'il y ait même des femmes si vous
» le voulez, puisque vous en invitez à vos séances. La politesse
» qu'elles répandent autour d'elles, la modération qu'elles inspirent
» par leur présence, apaisera, du moins j'en ai l'espérance, le feu
» de la discussion s'il s'en élève, et émoussera le tranchant des contradic-
» tions. Je désire seulement, et je me garde bien d'en faire une condition
» et encore moins une injonction, que la raison domine l'imagination, la
» folle du logis, chez les membres de la société. Je crains les fanatiques; ce
» sont d'épais nuages qui obscurcissent la lumière du jour au point d'em-
» pêcher toute observation.

» Veuillez. etc.

» GERDY. »

» P. S. J'oubliais de vous dire que je ne prends point l'engagement de
certifier tout ce que j'aurai vu et rien que ce que j'aurai vu. D'une part je
puis voir des choses inutiles à attester , d'autre part j'en puis entendre
d'utiles à faire connaître. Vous voyez, Monsieur, que c'est un parti pris
par moi, de ne pas me laisser enfermer dans le cercle de vos injonctions.
Vous avez voulu un homme de cœur, c'est votre faute si vous n'en faites
pas tout ce que vous voulez. »

Devinez, mon cher Bazille, ce que je me suis dit après avoir lu ce chef-
d'œuvre?... « Pour certains personnages, ce qui n'est pas louange toute
crue est injure ; et même la louange qui sort d'une bouche inconnue, leur
est suspecte. La plus petite restriction les offense ; aussi ne peut-on les
lorgner sans qu'ils s'imaginent qu'on leur marche sur le pied, et sans qu'ils
vous avalent..., pour peu que vous les laissiez faire. Au reste, si le style
est l'homme, qu'est-il l'homme qui a ce style ? — Sans doute un dogue de
l'espèce grognante. »

Sapperloth ! Cette fois je n'ai point à faire à bête lacée, car notre académicien vous glisse admirablement l'insulte, il emporte la pièce ; on dirait qu'il est né pour ça. — Dans notre race il y a des individus qui sont
tellement esclaves de leurs instincts qu'ils font de la rage et de l'outrage
comme un ours fait sa tanière, comme un renard fait de la ruse , comme
un pierrot fait son nid. — Au surplus, je n'empêche pas mon digne adversaire de trouver sa réponse sublime.

Cependant, — quoique M. Gerdy relève fièrement sa moustache , et
prenne des airs de capitan, — puisqu'en définitive il accueille ma proposition, je ne lui rendrai pas les coups de férule dont il s'est montré si pro-
digue,... parce que ne l'ayant jamais vu, je ne puis le juger. — Je cher-

che ma force dans le vrai, non dans la colère, et ne donne pas plus légè-
rement mon mépris que mon estime. D'ailleurs, satisfait d'avoir acculé
M. Gerdy de telle sorte qu'il a dû souscrire à ma demande, il me reste à
immoler, au moins aujourd'hui, mon orgueil à la cause que je défends. Il
ne s'agit pas de me venger, mais de réussir. — Pour le triomphe de la vérité, aucune concession *personnelle* ne me coûte ; c'est ainsi que j'entends
mon devoir.

Maintenant voici ma réplique :

« 22 août 1840.

» Monsieur,

» Essayer de vous faire revenir tout-à-coup du jugement que vous por-
tez sur moi, ce serait inutile ; vous renvoyer les paroles acerbes que vous
m'adressez, — alors que vous croyez sans doute que je les mérite et que
je pense que vous ne les méritez pas, — ce serait injuste : enfin, ne pas
vous répondre dans la crainte d'être de nouveau foué par vous, ce serait
misérable. En conséquence, sans vouloir vous dissuader, ou récriminer,
j'arrive au but : Après-demain lundi, à une heure précise, je me rendrai
chez vous, accompagné seulement d'un somnambule et de son magnétiseur. Il me va que vous ayez quelques-uns de vos amis ; mais si avec eux
vous ne trouvez pas mauvais que messieurs Chervin, Rayer, Barthélemy,
Nacquart, Sansom jeune, Dezeimeris et M. Savard, de l'Institut, se ren-
contrent, seriez-vous assez bon pour les inviter vous-même, car je ne connais pas du tout personnellement la plupart de ces messieurs.

» Vous me parlez de la folle?... Ne la craignez pas, elle n'a rien à faire
en cette affaire ; ma lettre est là, tout est réglé, l'expérience est décrite, et
il s'agit bien moins de discourir que d'examiner. Quant *au feu de la discussion*, il ne s'allumera pas de mon côté ; s'il allumait du vôtre, je l'ar-
rêterais en vous disant : *Frappe, mais regarde* ! Et quant à des signatu-
res ? donnera la sienne qui voudra. Pour moi, je n'ai à en profiter de nulle
sorte,... pas plus que je n'ai profité de celles des quarante personnes qui
ont certifié le fait de Mlle Pigeaire.

» En définitive, monsieur, si jusqu'à présent, comme vous le dites, le
magnétisme et les magnétiseurs ont provoqué votre rire, à vous et à tant
d'autres ! tout ce que je souhaite c'est que simplement une douzaine de
médecins de tête et de cœur consentent à voir et soient bientôt convaincus
que le magnétisme est un fait sérieux qu'il faut livrer à notre science,
sous peine de lèse-humanité ; et que ses partisans, quels qu'ils soient, ne
sont rien dans la question,... parce que les hommes passent avec l'erreur,
le mensonge et la passion, et qu'au fond des choses, c'est la vérité seule
qui reste.

» Recevez, etc.   FRAPART, D. M. P. »

» P. S. Si le jour et l'heure qu'au hasard je vous assigne ne vous conviennent pas, soit à vous, soit à vos amis, veuillez choisir une heure et un
jour qui conviennent à tous ; excepté le lundi soir, nous serons toujours à
vos ordres.

» N'oubliez pas de vous munir de coton en carde et d'un mouchoir assez
grand pour faire le tour de la tête et revenir se nouer facilement sur les
yeux. Des cartes neuves sont également indispensables.

» Mille pardons, monsieur, de ces détails ; mais souvent les petites choses omises font manquer les grandes. »

A présent, mon ami, je présume que M. le professeur s'apercevant que j'ai
sur lui l'avantage du sang-froid, comprendra que la violence n'est pas plus
de la force que la modération n'est de la faiblesse, et qu'il baissera d'un
cran sa colère et sa crête. — Les gens qui brandissent bruyamment leur
épée pour faire croire qu'ils savent s'en servir..., me font rire.

À bientôt,   F.

Le vrai n'est point à la surface des choses….;
et peu d'hommes savent creuser !

25 août 1840.

Mon bon ami,

Une défaite ne me coûte pas plus à raconter qu'une victoire, parce qu'une expérience qui manque ne m'étonne et ne me décourage pas plus qu'une cornue qui éclate ne décourage et n'étonne un chimiste. Ecoutez donc le récit d'une défaite. Je serai court.

Ainsi que par mon billet du 22 j'en préviens M. Gerdy, je vais hier chez lui avec Calixte et M. Ricard. Celui-ci endort celui-là. On applique le bandeau, des cartes sont apportées, une partie s'engage ; le somnambule essaie, s'impatiente, fait de vains efforts pour distinguer quelque chose..., il ne voit rien ! On recommence : même scène, mêmes efforts, même résultat. En quelques mots, voilà tout. Il est juste seulement de dire qu'entr'autres irrégularités, M. Gerdy emploie d'énormes tampons et serre assez fortement le mouchoir pour que les yeux du somnambule soient comprimés et probablement endoloris. Toutefois, séance tenante, je m'abstiens de faire la moindre protestation, car à quoi bon protester contre quinze docteurs qui me tiennent pour un industriel, et qui tout au moins se croient quinze fois plus forts que moi. Heureusement, lorsqu'il est question d'un fait, que la force n'est pas dans le nombre de ceux qui l'affirment ou le nient sans examen, et qu'elle est dans le vrai. Mais le vrai n'est point à la surface des choses... ; et peu d'hommes savent creuser !

Avant de partir, je propose à M. Gerdy de me laisser prendre ma revauche...; il accepte.

Au revoir,

FRAPART, D. M. P.

L'arrogance savantasque est la plus ignoble
des arrogances.

10 septembre 1840.

Mon cher Bazille,

Dans ma lettre du 25 août, après vous avoir esquissé notre mésaventure, je vous annonçais que M. Gerdy voulait bien me laisser prendre ma revanche : en effet, avant hier, 9, je reçus de M. Gerdy le mot suivant daté de la veille.

» Monsieur,

» J'ai donné rendez-vous à plusieurs personnes, et particulièrement à celles que vous m'avez indiquées, pour voir jeudi, 10, après-demain, à trois heures précises vos expériences magnétiques En conséquence des offres que vous m'avez faites, je compte sur vous. La plupart de ces messieurs ont désiré que les expériences se fissent chez moi. J'aurais volontiers, pour ma part, pris un autre lieu, et je regrette le déplacement que cela vous causera ; mais notre confrère Rayer a surtout insisté pour ne pas changer de lieu.

» Veuillez, etc. GERDY. »

Persuadé du bon vouloir de M. Ricard, sur-le-champ je réponds au pros eur Gerdy.

• 9 septembre 1840.

» Je vous remercie, monsieur, de votre empressement, je ne vous attendais pas si tôt ; demain, le somnambule, son magnétiseur et moi, nous serons chez vous à trois heures et demie au plus tard. Je regrette que vous n'ayez pu choisir un autre domicile que le vôtre et je crains que l'expérience ne manque une seconde fois, à cause de l'émotion qu'éprouvera nécessairement Calixte en revoyant les lieux où il a échoué. Quoi qu'il en soit, nous ne reculerous pas devant cette difficulté ; mais il en est d'autres qu'il est bon de prévoir afin de les éviter.

» Comme je pense, monsieur, qu'en nous recevant, votre intention est plutôt d'observer l'expérience dont il s'agit que de la faire manquer, je dois vous prévenir que pour qu'elle réussisse, il ne faut apporter aucun changement dans la façon ordinaire de procéder. Ainsi, l'autre jour, vous aviez tant serré le bandeau que les boules de coton comprimaient douloureusement les yeux du somnambule ; ensuite comme celui-ci contractait souvent le muscle occipito-frontal, à chaque instant vous rabaissiez le bandeau ; enfin les personnes présentes s'approchaient trop du sujet. En conséquence, monsieur, je vous demande que tout se pratique, au moins cette fois, suivant ma description,... sans trop serrer le bandeau, sans y toucher après son application, et sans oublier que les spectateurs doivent demeurer au moins à deux pieds et demi du somnambule.

» Peut être trouverez-vous ces précautions superflues ? mais permettez à Calixte de se calmer, de s'enhardir, de se mettre en train, et je vous promets un jour ou l'autre des faits qui vous surprendront. D'ailleurs il est bien entendu que je ne réclame aucune approbation, et que je ne repousse aucune improbation ; je désire seulement de toutes les forces de mon âme que des hommes influens voient de la vérité, ne fût-ce qu'un brin. Il y en aura qui crieront au charlatanisme, d'autres à l'erreur ; mais tôt ou tard il s'en rencontrera qui diront : C'EST VRAI ! — Tous les *de Jussieu* ne sont pas morts ; j'en cherche un, j'en rencontrerai un.

» Recevez, etc.   FRAPART, D. M. P. »

Très probablement M. Gerdy s'apercevra que toute ma lettre est dans ces mots : « Permettez à Calixte de se calmer, de s'enhardir, de se mettre en » train, et je vous promets un jour ou l'autre des faits qui vous surpren- » dront. » Effectivement, vouloir que Calixte commence par bien faire devant des gens qu'il craint, c'est vouloir l'impossible. Du reste, quoiqu'un insuccès me semble excessivement probable, je ne m'en expose pas moins aux chances d'un combat inégal ; non que je tienne à être battu, mais parce que je tiens à combattre. *Nous avons des faits ! à la longue nous aurons raison.* Pour moi, je suis aussi certain de pouvoir produire des phénomènes magnétiques, que je le serais aujourd'hui de faire marcher sur l'eau, dans trois ou quatre mois, un habitant de la Zône torride, nouvellement débarqué en France, si j'allais avec lui passer l'hiver à Saint-Pétersbourg.

Reprenons notre exposé.

Entre l'envoi de la lettre que vous venez de lire plus haut et la séance qui doit avoir lieu cet après-midi, je ne prévoyais aucune anicroche ; loin de là ! ce matin on m'apporte la *Gazette des hôpitaux* et l'*Esculape* du jour. L'une m'apprend, 1° que M. Double, — président de la commission magnétique,—a dernièrement fait un rapport à l'académie sur une séance qui a eu lieu chez le docteur Teste ; 2° que M. Double a terminé son rapport « en proposant que l'académie cessât enfin de prêter l'oreille à ce jeu de charlatans qui s'appellent magnétiseurs, et qu'elle traitât désormais leurs communications comme celles de la quadrature du cercle et du mouvement perpétuel. » 3° que M. Gerdy a tenu le discours suivant qui est arrivé en son lieu et place : « Malgré cela, l'académie fera bien de mettre désormais à l'écart toute communication de cette nature, parce que les magnétiseurs trouvent moyen de faire des dupes en y mêlant le nom de l'académie. Cette classe d'industriels constitue aujourd'hui une véritable plaie de la société, et il serait important que leur friponnerie (textuel) fût mise en plein jour. J'ai voulu moi-même voir de mes propres yeux avant de juger ; j'ai assisté, il y a peu de jours, à une comédie analogue à celle dont vient de parler M. Double ; M. Cornac y a assisté également : il est impossible de laisser plus longtemps persister de pareilles impostures. »

Telles sont, dans la *Gazette*, les assertions des académiciens Double et Gerdy. — Ah ! messieurs, à quel niveau voulez-vous donc descendre ? — A présent, copions la variante de *l'Esculape* ; elle en vaut la peine : « M. Gerdy pense qu'il y a un bon côté à ce que l'Académie s'occupe du magnétisme, c'est celui de faire voir aux fripons et aux imbéciles que des hommes éclairés veulent bien démasquer les uns et dessiller les autres. Il annonce qu'il a été pour ainsi dire provoqué à une de ces expériences, et il y assistera. »

Vraiment, plus nous avançons dans la lutte, plus la lutte devient désespérée ; on dirait que c'est un duel à mort. Ainsi, *fripons ! imbéciles ! charlatans ! industriels ! comédiens ! imposteurs !* voilà les titres que des académiciens nous jettent sans marchander, voilà les broderies de leur éloquence ; et ces messieurs se proclament les seuls appréciateurs du magnétisme !... Mais depuis quand voit-on le bourreau devenir juge ? O misère des misères !... Ces gens-là ne veulent donc se distinguer les uns des autres que par des degrés différens d'impudeur ? Néanmoins, *à tout prendre*, je m'attendais à mieux ; car, pour des savans qui s'en mêlent, ce n'est point encore là tout-à-fait le beau idéal du cynisme ; et si jamais il ne m'était arrivé d'entendre sortir de leurs bouches que d'aussi jolies minauderies, — on les a vus quelquefois s'élever jusqu'à la *boxe !* — jamais je n'aurais dit, je ne sais où : *L'arrogance* SAVANTASQUE *est la plus ignoble des arrogances.*

A demain.

FRAPART, D.·M.·P.

———

Pour avoir le droit d'être sévère,
il faut d'abord être juste.

Mon bon ami,   11 septembre 1840.

Encore une déroute !... mais elle était prévue et prédite.

Hier, à trois heures, je me rends chez M. Ricard ; il endort Calixte, nous partons. A trois heures vingt, nous sommes chez M. Gerdy, et nous y rencontrons nombreuse assistance. On applique sur-le-champ le bandeau, on apporte des cartes, on les bat, on les donne. D'après sa coutume, Calixte meut le front et imprime au bandeau un mouvement très prononcé de va et vient. On réclame, on se récrie, on ergotte, on touche au mouchoir ; Calixte se trouble, se dépite, éclate, arrache l'appareil ; le magnétiseur est impassible, c'est une justice à lui rendre ! De mon côté, je conviens que le mouvement du front paraît fort suspect ; toutefois, je demande en grâce qu'on laisse marcher les choses, parce que c'est toujours ainsi que Calixte commence, même lorsqu'il doit parfaitement finir. Je fais observer à ces messieurs que la première épreuve ne comptera pas, et que, s'ils ont seulement un quart-d'heure de patience, peut-être verront-ils dans un quart-d'heure Calixte jouer aux cartes d'un bout à l'autre du salon ; peut-être le verront-ils obéir à la pensée ; peut-être enfin le verront-ils se réveiller, puis se rendormir, quand ils le voudront, même en plaçant le magnétiseur dans une pièce voisine. On blâme mes observations, on exige que dès le début l'expérience soit complète et se fasse avec toute la rigueur possible. Je m'en réfère à mon billet de la veille, qui pose des conditions ; M. Gerdy en donne lecture et met aux voix la demande qu'il renferme implicitement. On la repousse *à l'unanimité !* Alors, rien ne pouvant plus être essayé avec quelque espoir de réussite, le magnétiseur et son somnambule se retirent. Moi, je demeure, et d'autant plus volontiers que, dans nos deux réunions, M. Gerdy a fait preuve de tant de politesse qu'aujourd'hui, par ma foi ! j'ai presque oublié sa lettre fulminante, et que, si n'était sa petite harangue de mardi dernier, je n'aurais à me plaindre que du sort, qui n'a pas permis que Calixte fût lucide, ou peut-être que ces messieurs se montrassent tolérans. Mais la susdite harangue est tellement gonflée d'une impudente morgue, que malgré mon peu d'amour des explications,—en général elles n'expliquent rien !—je dis à ces messieurs :

» Si vous connaissez mes écrits, vous devez pressentir que je suis venu au milieu de vous pour vous convaincre, ou chercher des élémens de guerre ; le premier terme n'étant pas atteint, le second me reste. »

Puis m'adressant à M. Gerdy, j'ajoute :

« Je vous crois capable de rétracter des paroles que vous estimeriez vous être injustement échappées, mais je vous crois incapable de les nier. Eh bien, monsieur, permettez-moi de vous demander si le passage de l'*Esculape* dont je vais vous donner lecture rend bien vos expressions :

« M. Gerdy pense qu'il y a un bon côté à ce que l'Académie s'occupe du » magnétisme, c'est celui de faire voir aux fripons et aux imbéciles que des » hommes éclairés veulent bien démasquer les uns et dessiller les autres. »

Ici, mon cher Bazille, une particularité se présente : à peine ai-je lu les quelques lignes de l'*Esculape*, qu'une voix s'écrie : « *je vote pour le maintien de la rédaction !*... » Je regarde d'où part l'insultante apostrophe, et que vois-je ? Une manière de M. *Tartufe*, à tête de fouine ! que dans la rue je prendrais pour un *églisier*. Je le mange d'un coup-d'œil où la colère et le dégoût se peignent sans dissimulation, en me disant : « Oh ! si je por- » tais la hotte et le crochet, cet homme serait un adversaire digne de moi ; » puis je lui tourne le dos. Alors M. Gerdy, que cette scène presque muette et d'une seconde n'a pas ému, nous dit :

« Les journaux se sont trompés ; je vais rétablir mes paroles en les ré-pétant : L'académie fera bien de s'occuper encore du magnétisme, attendu que si parmi les magnétiseurs il y a beaucoup de fripons et d'imbéciles, il se trouve également des hommes d'esprit et des gens de bonne foi ; poursuivons les uns, laissons les autres, détrompons les troisièmes et plaignons les derniers. Voilà ce que j'ai dit, et je le pense. »

Vous concevez, mon cher Bazille, qu'il serait souverainement ridicule de ne pas s'accommoder de cette accommodante rectification ? Donc, nous allons rentrer nos griffes à l'endroit de M. Gerdy. C'est dommage... ! mais pour avoir le droit d'être sévère, il faut d'abord être juste.

Après avoir mis en pratique la seconde partie de ce précepte, essayons d'appliquer la première en causant de ce monsieur qui tout à l'heure me disait que je suis un imbécile ou un fripon, puisque je suis magnéti-seur, et que, *suivant lui*, tous les magnétiseurs sont des fripons ou des im-béciles.

Je m'enquiers du nom de ce personnage ; on me réplique que c'est M. GAULTIER DE CLAUBRY, un petit saint qui ne pèche pas plus de sept fois par jour, c'est-à-dire aussi peu que le plus grand des saints. Je parais étonné qu'il ait choisi pour son péché mignon, le péché d'insolence, car il en est qui rapportent davantage. Quoi qu'il soit, mon cœur bondit encore lorsque je vois mon homme rire aux éclats. « Hé ! M. de Claubry, m'excla- » mé-je, quand je vous tiendrai à la pointe de ma plume, vous ne rirez pas » si fort. » Aujourd'hui donc que je la tiens, ma plume, et que l'heure de la justice sonne, libre à moi d'user de représailles, et de vous servir le coupable en capilotade ; mais je viens d'apprendre que mons *Gaultier* n'est qu'un pauvre diable de *savant à la suite*, — j'ai du guignon ! — qui s'est faufilé un beau matin dans le frac d'un académicien. Or, comme *je ne m'attaque point à la faiblesse* et que je ne veux point donner aux gens une importance qu'ils n'ont pas et qu'ils ne méritent pas, je me contente, au sujet de ce bon sieur de Claubry, de rappeler ces mots de l'évangile : « Pardonnez-lui, Seigneur ! car il ne sait ce qu'il dit. »

Adieu ; je vous gardais celle-là pour la bonne bouche.

FRAPART, D.-M.-P.

P. S. Je viens de revoir le dernier paragraphe de ma lettre, et j'estime qu'en menaçant le docteur Claubry de ma plume, j'ai dû paraître un peu comique à ces messieurs. Franchement, si l'un d'eux se fût alors écrié : Sa plume ! sa plume ! ne dirait-on pas que c'est l'épée de Jeanne d'Arc ? C'eût été de saison, et il m'eût piteusement désarçonné. — Quelque philosophe que l'on soit (et moi, je ne le suis déjà pas tant !) il n'est point agréable d'être remis dans son bon sens par une plaisanterie qui vous noie.

Encore deux lignes, mon ami, et je vous laisse.

Le mot *églisier* vous choquera, parce qu'il est de ma fabrique..., et qu'en outre vous craindrez qu'on ne voie sous cette expression autre chose que ce que j'y place. Je m'explique :

Si j'admire le talent qui met deux heures à dire ce qui peut être dit en vingt minutes, j'admire bien davantage le talent qui dit en cinq minutes ce qu'on met ordinairement vingt minutes à dire. Je n'aime ni les longues phrases ni les périphrases ni les paraphrases, et sans cesser d'être clair, je m'efforce d'être laconique. Voilà pourquoi je me montre quelquefois entaché de néologisme. — Qu'on me le pardonne !

Quant à la crainte que vous avez qu'on interprète mal ou méchamment ma nouvelle expression, je dis à ceux qui ne me connaissent pas : Je professe le plus sincère respect, l'estime la plus profonde, la vénération la plus intime pour les bons prêtres ; donc ce ne sont pas eux que je cache sous le mot *églisier*..., mais bien les croque-morts, les suisses, les bedeaux, les sonneurs, les serpens et les faux-bourdons, tous gens parmi lesquels il s'en trouve bon nombre qui préfèrent un écu à l'estime publique.

F.

> J'aspire à des faits, je veux des faits,
> je ne veux que des faits..., parce qu'ils
> sont plus forts que les Académies..., parce
> qu'ils ont une puissance indestructible...,
> parce qu'ils sont tout sans nous et que
> nous ne sommes rien sans eux.

A Monsieur Bazille, à Courquetaine.

Paris, 13 décembre 1840.

Le croirez-vous, mon ami? voilà notre bon docteur de Provins retombé sous le charme de sa somnambule. Cette fille l'ensorcelle, et le prend toujours au même piége. Oui, M. Hublier croit encore à la clairvoyance de Mlle Emélie. Quelle foi robuste! à la vérité, il avoue qu'elle trompait à Paris; mais à Provins? Fi donc!

Je ne vous envoie pas copie de la lettre qui m'annonce cet étrange revirement d'opinion, parce que cette lettre est en partie confidentielle; je vous donne seulement le texte des passages auxquels je réponds.

» 12 décembre 1840.

» Mon bon confrère,

» Quand diable avez-vous rêvé que je puis être fâché cOntre vous? je ne suis pas absurde. Votre conduite envers Mlle Emélie n'est peut-être pas fort raisonnable, je le sais; mais il y a des cas où l'honnête homme doit oublier un peu les conseils de la raison,—qui ne sont trop souvent que ceux de l'égoïsme! — pour suivre ceux de la charité. Voilà les vrais principes, vous vous y êtes conformé; votre conscience vous le dit, vous avez bien fait. Passons, et permettez que je réponde brièvement à trois points de votre lettre.

D'ABORD vous êtes surpris d'avoir arraché, — sans aucune manifestation apparente de douleur,—pendant un sommeil probablement réel, deux petites molaires à Mlle Emélie; et vite, vous faites jouer ici le rôle principal au magnétisme.

» Vous avez peut-être raison, mais c'est *peut-être*! Or le bon sens veut que, dans les sciences, devant cet adverbe on s'arrête; pourquoi ne pas vous être arrêté? Cependant, direz-vous, autrefois un dentiste chanta sur ce thème, à la tribune académique, une extraction semblable. — Quand cela serait, est-ce un chef-d'œuvre que cet honorable fit là? Du tout, et bien lui prit d'être académicien auparavant, ou il ne l'eût jamais été.

Pour entrer au chapitre, il faut être orthodoxe.

» Quelle que soit au reste la part du magnétisme en votre affaire, toujours est-il qu'assez souvent on rencontre des personnes complètement éveillées qui supportent *en scévola* les opérations les plus atrocement douloureuses. Ainsi, en 1808, à l'Hôtel-Dieu, dans le service de M. Pelletan où j'étais externe, j'ai vu un paysan se faire couper la cuisse sans exhaler une plainte; en 1809, à Vienne, en 1812, à Raguse, en 1814, en Hongrie où j'étais prisonnier, j'ai observé par trois fois des amputations analogues. Or, le magnétisme n'y était pour rien; donc *il est possible* qu'il n'ait été non plus pour rien dans les cas cités par vous, l'académicien Oudet, le professeur Cloquet et d'autres. Assurément je suis loin de prétendre qu'on ne puisse obtenir le même résultat au moyen de l'agent magnétique; mais je soutiens que tous les phénomènes dits d'insensibilité, la font seulement présumer, cette insensibilité, sans jamais la prouver. Ils ne prouvent que l'impassibilité; rien de plus, rien de moins, et je vous défie d'en faire logiquement sortir autre chose. Remarquez d'ailleurs, mon très honoré confrère, qu'il en est au moral comme au physique. Par exemple, croyez-vous que M. Donné, quoiqu'il n'ait pas sourcillé, n'ait rien senti lorsque je le disséquais? Et M. Arago?—M. Arago! lui, le despotisme qui s'est fait homme... à l'Institut! — Pensez-vous que la triple cuirasse d'indifférence qu'il s'est forgée pour le théâtre, soit tout à fait imperméable? Bah! dans les plus fortes têtes il y a encore bien des faiblesses, et je suis sûr que ces messieurs, — tout grands qu'ils soient! — frémissent sous mes éperons quand mes éperons atteignent quelques-unes de leurs parties nerveuses; et que même ils en souffrent d'autant plus qu'ils s'en plaignent moins.—Lorsqu'un opéré se trouve sous le couteau d'un chirurgien, il ne bouge pas, dans la crainte que l'opérateur, au lieu de le tailler, ne l'écorche. On prend cela pour du courage! c'est tout bonnement ce que j'appelle, en langage mesuré, de la *prudence*.

» Ensuite, comme si la leçon que vous avez reçue n'était point assez forte, vous revenez sur la lucidité de votre somnambule, en disant : « Les docteurs Gallot et Defava vous affirmeront que cette personne a lu devant » eux quelques mots dans les livres qu'ils avaient apportés; MM. Bour- » quelot, Mattelin et Michelin vous en affirmeront autant; oui, certes, il y » a eu des faits de lecture bons et fort bons. »

« A vous entendre, ne croirait-on pas que j'ai prétendu le contraire, et que je me suis prononcé sur cette assertion? Dieu m'en a gardé! parce que je sais qu'en toutes choses le présent ne prouve point le passé; parce que l'expérience m'a constamment appris qu'un somnambule peut avoir été fort lucide et ne plus l'être, ou même ne plus dormir! tout en assurant qu'il dort et qu'il est lucide; enfin parce que, depuis 23 ans que j'observe (j'ai fait mes premières armes sous l'abbé *Faria* en 1817), j'ai lieu de croire que c'est ordinairement ainsi que cela se passe, ou finit par se passer...... surtout chez les somnambules de profession. Quoi qu'il en soit, je n'affirme ou ne nie qu'avec connaissance de cause : ce que je n'ai point observé, je le laisse; ce que j'ai regardé, je le juge. Or, je n'ai point observé votre somnambule avant son séjour chez moi, donc je ne nie pas ce que vous affirmez d'elle avant ce séjour;... mais j'en doute très fort. Et pourtant, bon confrère, quoique je sois en garde contre votre perspicacité dans l'observation des phénomènes magnétiques,—comme d'ailleurs, contre la mienne et celle de tout le monde en cette matière, —j'ai tant de confiance en votre loyauté que dès le jour où vous me diriez : «Mlle Emélie vient de lire, pendant son » sommeil, trois mots dans un livre fermé, ficelé, cacheté; et ce livre, ap- » porté du dehors par un tiers, ni moi, ni le tiers, nous ne l'avons pas un » instant quitté des yeux !» Dès ce jour, vous me trouveriez prêt à accueillir Mlle Emélie, à l'observer de nouveau, et—si l'expérience se renouvelait deux fois devant moi dans des conditions exactement les mêmes, — à proclamer hautement sa clairvoyance, comme naguère j'ai proclamé sa supercherie. Voyons, confrère, brûlez-vous encore du saint enthousiasme de la vérité, d'une haine ardente pour l'erreur? Dans ce cas, levez-vous, orientez-vous, choisissez un but, une étoile! et marchez-y, marchez-y toujours; magnétisez l'un, magnétisez l'autre; en un mot, produisez des faits, colligez des faits, montrez-moi des faits, mais des faits concluans. Me comprenez-vous? —J'aspire à des faits, je veux des faits, je ne veux que des faits,... parce qu'ils sont plus forts que les académies,... parce qu'ils ont une puissance indestructible,... parce qu'ils sont tout sans nous, et que nous ne sommes rien sans eux.

» Enfin, vous terminez votre lettre en me disant : j'ai écrit à nos illustres professeurs Velpeau, Roux, Breschet, Blandin, pour leur parler de ma mésaventure et en même temps pour leur faire connaître les résultats avantageux que j'ai obtenus du magnétisme, soit pour la lecture, soit pour les opérations, en les engageant à observer par eux-mêmes, parce que le magnétisme est une vérité qui mérite toute leur attention.

»Je me plais à reconnaître, bon confrère, qu'il est bien, qu'il est beau de votre part d'adresser de si sages admonitions à quelques-uns de nos seigneurs et maîtres; toutefois ne vous semble-t-il pas qu'il serait également convenable que vous en écrivissiez souvent de pareilles à l'Académie? L'Evangile dit: «Frappez, et l'on vous ouvrira;» eh bien! pour vous ces paroles se traduisent par : « Criez, et l'on vous entendra. » Mais criez à tue-tête , car les corps savans sont comme les ministres, les belles et toute gent :..... pour en obtenir quelque chose, il faut les solliciter, les fatiguer, les harceler, les tanner. Tanez-les donc ; moi, je les pilerai.

» Adieu, je vous souhaite ce que je me souhaite : du temps, des lumières et de la fermeté.

FRAPART, D. M. P.

Tel que je le connais, il serait possible que le confrère prît au pied de la lettre la recommandation que je lui adresse. Le fait est que quand il s'en mêle, il devient passablement *tannant* : il écrit à l'un, il écrit à l'autre, il écrit à tous;—dans l'école, il n'y a peut-être aucun professeur qu'il n'ait lassé de ses missives ! —De plus, il écrit sur tous les sujets qui lui passent par la tête ; il écrit sur tous les papiers qui lui tombent sous la main, (papier rose, papier gris, papier de toute couleur, excepté pourtant du papier blanc); il écrit avec force renvois, force pâtés, force ratures ; enfin, par dessus le marché, il écrit illisiblement. Mais je me dépêche de le dire à sa louange, par bonheur pour ses malades, notre confrère manie beaucoup plus dextrement le bistouri que la plume, — à l'inverse de plus d'un de nos grands chirurgiens qui se servent également mal de l'un et de l'autre ;—aussi est-il le Dupuytren de sa province.

Tout à vous,   F.

PARIS. —Imp. de BUREAU, rue Coquillière, 22.

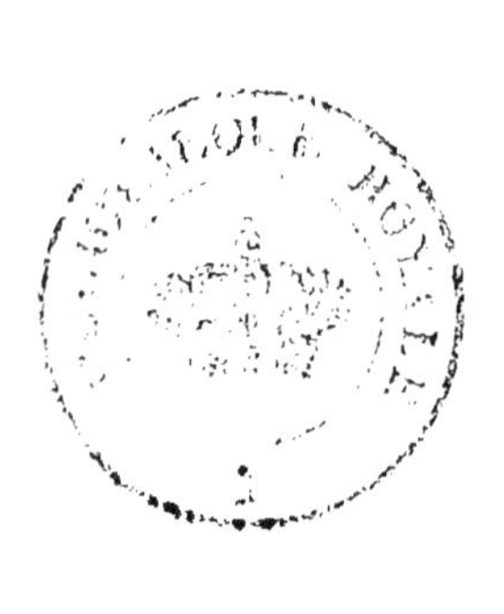